DU TRAITEMENT CURATIF

DU

CHOLÉRA-MORBUS

ÉPIDÉMIQUE,

ET DE SA PROPHYLAXIE.

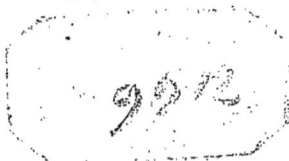

Paris. — RIGNOUX, Imprimeur de la Faculté de Médecine, rue Monsieur-le-Prince, 31.

DU TRAITEMENT CURATIF

DU

CHOLÉRA-MORBUS

ÉPIDÉMIQUE,

ET DE SA PROPHYLAXIE,

SUIVI

DE QUELQUES RÉFLEXIONS

SUR SON MODE DE TRANSMISSION;

PAR

le Dʳ TOURRETTE,

de Chambly (Oise).

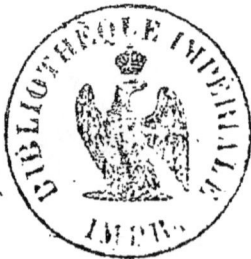

Veritas simplex !

PARIS.

LABÉ, ÉDITEUR, LIBRAIRE DE LA FACULTÉ DE MÉDECINE,
place de l'École-de-Médecine, 23.

1853

DU TRAITEMENT CURATIF

DU

CHOLÉRA-MORBUS

ÉPIDÉMIQUE,

ET DE SA PROPHYLAXIE.

Le choléra-morbus (1) épidémique de 1849, qui a aussi exercé ses ravages sur les habitants de la petite ville de Chambly, département de l'Oise, dont le nombre s'élève à 1400 environ, m'a offert l'occasion de recueillir des données positives sur son traitement et sa prophylaxie.

Ce traitement, disons-le de suite, consiste à faire boire abondamment de l'eau froide aux cholériques jusqu'à ce que la réaction soit complète, à l'exclusion de tous les moyens thérapeutiques préconisés et employés pour combattre cette maladie; quant à la prophylaxie, le moyen le plus sûr à employer me semble être la *saignée préalable.*

Le 22 juillet, époque à laquelle le choléra venait de cesser à Chambly, où il régnait depuis le 1er juin, je m'empressai de faire part à l'Académie de ma découverte, sans entrer dans aucun détail, me propo-

---

(1) M. le Dr Bally a proposé de remplacer le mot choléra-morbus par celui d'hydrémo-choladrée.

sant plus tard de le faire dans un travail que j'ai l'honneur aujourd'hui de soumettre à son appréciation (1). Depuis 1849, quelques cas de choléra sporadique s'étant encore présentés à mon observation, et ayant mis en usage pour les combattre ce simple traitement, j'ai eu le bonheur de le voir répondre entièrement à mon attente, en même temps que j'ai constaté aussi que ces cholériques n'avaient pas été saignés depuis longtemps.

Après avoir expérimenté en vain tous les traitements préconisés contre le choléra, et frappé du rapport qui existe entre la soif qui accable le cholérique et cette grande déperdition de liquides par les selles, les vomissements et les sueurs, j'en vins à me demander si tout le traitement ne se trouvait pas dans l'indication d'apaiser cette soif à l'aide d'une eau froide et abondante que les malades demandent avec tant d'instances !

D'ailleurs mes opinions sur la nature du choléra devaient me conduire à ce simple traitement ; car je considère cette maladie comme un empoisonnement produit par un *miasme spécifique*, originaire de l'Inde, provenant probablement de la décomposition des matières végétales et animales pendant les grandes chaleurs de l'été, lesquelles ont pour résultat de laisser à découvert les bouches marécageuses du Gange. Ce miasme, poussé par les vents

---

(1) Ce mémoire manuscrit a été adressé à l'Académie impériale de médecine, le 15 décembre 1852.

à des distances immenses, attaque les populations des pays qu'il traverse en pénétrant dans l'organisme par les voies respiratoires, d'où il est ensuite porté dans le torrent de la circulation. Après avoir exercé, chemin faisant, son action délétère sur la masse du sang, qu'il décompose en séparant le caillot du sérum, il se mêle à ce dernier, et est expulsé avec lui de l'économie, par transsudation, à travers les vaisseaux de la grande surface gastro-intestinale et la peau, sous forme de selles, de vomissements et de sueurs. Quant aux vomissements, ils ne sont que secondaires et entretenus par l'usage de boissons chargées de principes médicamenteux ou autres, incompatibles avec la muqueuse de l'estomac, comme je le prouverai plus loin. Dès lors, si, d'une part, l'organisme se trouve débarrassé de ce miasme léthifère, de l'autre, il est exposé aux plus grands dangers, par suite de cette grande soustraction séreuse; car le sang, perdant de plus en plus sa fluidité, ne peut circuler ou circule difficilement dans ses conduits. De cette difficulté de la circulation du sang par la privation de sa lymphe, découlent tous les symptômes, tels que cette soif ardente qui aurait dû davantage fixer l'attention des observateurs, et qui est liée à cette grande déperdition séreuse, puis le refroidissement de la surface du corps, car le cholérique est en proie à une chaleur intérieure des plus insupportables; enfin la cyanose, les crampes, etc. etc.

Sans doute, il ne m'est pas possible de prouver

scientifiquement que le miasme paludéen, après avoir décomposé le sang en parcourant ses canaux, doit être mêlé à sa partie la plus fluide, ou sérosité, et expulsé au dehors avec elle par les selles, les vomissements et les sueurs. Pourtant mon hypothèse devient presque une certitude, si l'on réfléchit : 1° que ce miasme, gazeux de sa nature, déjà mêlé à la vapeur d'eau de l'air atmosphérique et à cet air lui-même, doit avoir une facilité plus grande à s'unir à la sérosité qu'au caillot, qui a encore acquis un surcroît de densité par la perte de la lymphe ; 2° que celle-ci, séparée du caillot par suite de ce mélange avec le miasme, est expulsée au dehors comme un élément désormais incompatible avec la vie ; 3° qu'elle a une odeur nauséabonde des plus désagréables, qu'on a comparée à celle de la fleur de châtaignier, mais plutôt analogue, selon moi, à l'odeur de l'eau dans laquelle des matières animales ont macéré ; 4° que quant au caillot, il est dur, résistant, et non ramolli et diffluent, comme dans le typhus, où là son altération est évidente, tandis qu'ici, au contraire, il n'a besoin que de retrouver les matériaux qu'il a perdus pour recouvrer aussitôt ses conditions d'existence ; ce qui exclut donc toute idée qu'il recèlerait encore le poison, lequel, dans tous les cas, ne saurait être en grande quantité, quand on songe avec quelle rapidité la guérison a lieu d'après mon mode de traitement.

On trouvera peut-être que je réduis à des proportions mesquines la nature et le traitement d'une maladie qui laisse après elle tant de victimes, et qui jusqu'à présent est restée impénétrable aux méditations les plus profondes des savants médecins de tous les pays. Mais qu'importe la hauteur du point de vue auquel on se place, s'il permet de voir la vérité de plus près !...

Ces assertions que je viens d'émettre reposent sur les résultats les plus heureux obtenus à l'aide du traitement exclusif par l'eau froide, puisque, l'ayant appliqué à 32 cas de choléra, dont 23 appartenant à l'épidémie de 1849, et 9 autres cas de choléra sporadique observés dans les années 1851, 1852 et 1853, je compte 32 succès.

Ces 32 observations étant, quant au fond, toutes à peu près semblables, je choisis quelques-unes d'entre elles comme type des autres.

OBSERVATION Iʳᵉ. — Delacour (Aglaé), âgée de quatorze ans, fileuse en soie, non réglée, d'un tempérament bilioso-sanguin, rarement malade, partant n'ayant subi aucune perte de sang récente, fut prise de diarrhée blanche le 19 juin. Il y eut ce jour-là plusieurs garde-robes, qui augmentèrent encore de fréquence dans la nuit du 19 au 20 juin, et bientôt survinrent quelques vomissements accompagnés de défaillance.

Ce ne fut que vers les deux heures de l'après-midi que je pus me rendre auprès de cette malade, que je trouvai dans l'état suivant : décubitus dorsal, voix faible, les yeux enfoncés dans leur orbite, et

le pourtour des paupières inférieures bordé d'une
bande bleue foncée ; la langue est rétrécie, sèche
et froide ; l'haleine est glacée. Le corps et les membres inférieurs présentent de grandes plaques cya-
nosées ; la peau est froide et couverte d'une sueur
visqueuse désagréable au toucher ; l'odeur des selles
est repoussante, on dirait de l'eau dans laquelle
des matières animales ont macéré longtemps ; le
pouls est petit et fréquent. La malade éprouve une
douleur brûlante à la région épigastrique, et est en
proie à la soif la plus vive ; il y a aussi suppression
des urines depuis la veille au soir. Je ne remarque
aucun trouble du côté de l'intelligence.

Avant mon arrivée, on lui faisait boire de l'eau
de riz, qui était mal supportée, quoiqu'elle fût don-
née froide, et on l'avait entourée de bouteilles rem-
plies d'eau chaude.

Décidé à essayer le traitement par l'eau froide
dès qu'un nouveau cas de choléra se présenterait à
mon observation, je fais supprimer l'eau de riz et
retirer les bouteilles d'eau chaude, au grand con-
tentement de la malade, et je prescris un demi-
verre d'eau très-froide, qu'on répétera toutes les
dix minutes. Pendant ma visite, qui dura environ
une demi-heure, la malade but trois demi-verres
d'eau sans les vomir.

Le soir, vers neuf heures, inquiet et en même
temps curieux de connaître le résultat de ce nouveau traitement, je revins la voir, et mon étonnement fut extrême en constatant l'amélioration qui

s'était opérée pendant les quelques heures que je m'étais absenté. En effet, la chaleur est presque générale ; le pouls, plus fort, donne 80 pulsations à la minute ; les yeux sont moins enfoncés, et la bande cyanosée des paupières inférieures considérablement diminuée. La malade n'a pas eu de vomissements depuis qu'elle est à l'usage de l'eau froide ; il y a encore quelques selles ; les crampes n'existent plus depuis huit heures du soir ; la cyanose du tronc et des membres existe encore, mais elle présente une teinte moins foncée ; la voix est moins faible, et l'haleine plus tiède ; quant à la soif, elle est toujours assez vive, et la jeune malade se plaint même qu'on ne lui donne pas assez souvent à boire.

La nuit du 20 au 21 juin a été assez bonne, quoique la malade n'ait pas reposé ; elle a continué à boire de l'eau pendant la nuit, toutes les cinq à six minutes. Vers les sept heures du matin, lors de ma visite, la soif est entièrement apaisée, mais aussi la réaction est complète. Il n'y a plus de cyanose ; la langue a repris sa forme, sa couleur et sa température normale ; la voix a recouvré son timbre naturel ; la douleur épigastrique n'existe plus. Quant aux urines, elle ne sent le besoin d'en rendre que vers neuf heures du soir. J'ai aussi prescrit quelques cuillerées de bouillon froid dans le courant de la journée du 21, et l'eau légèrement aiguisée de vin pour sa boisson ordinaire.

Le 22 juin, la malade, sauf un peu de faiblesse, n'accuse aucun malaise ; elle se sent de l'appétit et désire déjà des aliments plus substantiels, que je lui accorde sans difficulté.

Les 23 et 24 juin, le mieux allant toujours croissant, la quantité des aliments est encore augmentée. Les forces reviennent peu à peu, et, le 26 juin, c'est-à-dire après huit jours de maladie, la jeune Delacour se trouve entièrement rétablie.

Réflexions. Ce cas n'est-il pas remarquable par la promptitude avec laquelle la réaction s'est opérée ? Eh ! à l'aide de quel agent thérapeutique ? L'eau froide ! On peut évaluer à 12 litres l'eau qui a été bue par notre malade. Ainsi une maladie qui jusqu'à présent avait résisté à tant de traitements divers cède, comme par enchantement, à une médication aussi simple ! Mais cette médication s'adressait à la véritable cause ; et ici l'aphorisme *sublata causa*, etc., trouve son application tout entière. Il n'y a pas eu de complications. Pouvait-il y en avoir ? Évidemment non, car l'organisme n'a pas eu à lutter de nouveau contre des agents thérapeutiques qui venaient encore se mêler à la lutte dans laquelle il était déjà engagé. Je suis intimement convaincu que l'état typho-cérébral qui a succédé si souvent à la réaction tire son origine des traitements, tous plus ou moins irritants, qu'on a voulu opposer au choléra. Il est encore digne de remarque que je n'ai eu aucune complication à combattre parmi les 32 cas traités par l'eau froide ; et on ne pourra non plus alléguer que j'ai eu affaire à des cas légers ou datant de la fin de l'épidémie,

puisque c'est au plus fort de son cours que mes
essais ont eu lieu, et sans choix aucun.

OBSERVATION II. — Leval (Jules), âgé de vingt-
cinq ans, natif d'Amiens, tempérament sanguin,
n'a jamais été saigné ; moissonneur chez un fermier
de Chambly. Il avait la suette depuis huit jours,
lorsque le 27 juin, il est pris tout à coup de diarrhée blanche qui se répète plusieurs fois, mais sans
douleurs, dans le courant de la journée, et qui re-
double encore de fréquence pendant la nuit. Plus
tard, il survint des vomissements, et le malade se
plaignit de ressentir des douleurs atroces dans les
mollets.

Le 28 au matin, vers sept heures, je trouve Leval présentant les symptômes suivants : la face est
profondément altérée ; le nez est effilé et froid, les
yeux caves et bordés d'un cercle bleu foncé ; la
langue est rétrécie, sèche et glacée ; l'haleine est
aussi très-froide. Sa voix est si faible qu'il faut s'ap-
procher très-près de lui pour comprendre les paroles qu'il prononce avec peine. Le pouls est préci-
pité et misérable ; les mouvements du cœur sont
très-forts ; la peau couverte de cette sueur visqueuse désagréable au toucher ; les membres inférieurs seuls sont cyanosés, de même que certains
points de la partie postérieure du tronc. Il ressent
des crampes aux mollets et est dévoré d'une soif
ardente ; l'épigastre est le siége d'une douleur ai-

guë et brûlante ; il y a plusieurs heures que les urines sont supprimées. Rien à noter du côté de l'intelligence, qui me paraît intacte.

Ce jeune homme avait été gorgé de thé avec force eau-de-vie, et on l'avait entouré de couvertures de laine, pour exciter la sueur ; car telle est encore la pratique déplorable mise en usage dans la plupart de nos campagnes pour le traitement de la suette.

Je le mets à l'usage de l'eau froide, qu'instinctivement il demandait, mais qu'on s'était bien gardé de lui donner. Plusieurs verres d'eau froide furent pris en ma présence, et il n'y eut aucun vomissement. Chaque fois qu'on lui présentait de l'eau, il la buvait avec une avidité extrême ; aussi dus-je, en me retirant, engager les personnes qui le soignaient à lui en donner tant qu'il en voudrait, à moins qu'il ne survînt quelque vomissement ; quoique j'eusse déjà remarqué que les vomissements s'arrêtaient aussitôt que les cholériques étaient mis à l'usage de l'eau froide. Quand je le revis à dix heures du soir, il avait bu environ 10 à 12 litres d'eau, et cependant la soif n'était pas encore apaisée ; pourtant les ingestions commençaient à être un peu moins rapprochées. La percussion de l'estomac, par son peu de matité, me prouva d'ailleurs qu'il y avait peu de liquide dans sa cavité, si toutefois il s'en trouvait, tant l'absorption avait dû être rapide, à en juger par la grande quantité d'eau que le malade avait bue ; et puis la soif n'est-elle pas jusqu'à un certain point, et contrairement aux idées admises, une preuve de l'état de sécheresse de l'estomac dans le choléra?

Je constate que le pouls est moins déprimé qu'au matin. Quant aux vomissements, ils n'ont plus reparu depuis que le malade a commencé à boire de l'eau; seulement, de loin en loin, ont lieu quelques selles caractéristiques. La température de la peau est aussi presque normale, et la cyanose me semble moins foncée; les crampes sont apaisées, de même que la douleur brûlante de l'estomac; enfin la région hypogastrique, percutée, ne décèle pas encore la présence de l'urine dans son réservoir.

Le 29, la réaction est complète; prescription de quelques bouillons froids et d'eau vineuse pour boisson; émission d'urine pour la première fois à huit heures du soir. La nuit du 29 au 30, il a dormi trois ou quatre heures de suite.

Le 30, tous les symptômes cholériques ont disparu, et depuis le mieux va toujours en augmentant, sauf les forces, qui ne reviennent qu'avec lenteur, malgré l'appétit et l'abondance des aliments.

Le 7 juillet, je cesse mes visites; mais j'ai su que Leval n'a pu reprendre son travail que le 25 juillet.

Réflexions. On peut donc être atteint du choléra et de la suette en même temps, malgré les affirmations contraires de beaucoup de médecins. Je pourrais, pour ma part, citer encore cinq cas de suette suivie de choléra, et qui se sont terminés par la mort : à la vérité, je ne les avais pas traités par l'eau froide. Quant à Leval, quoique la réaction ait été assez prompte, sa convalescence a été beaucoup plus longue que chez les autres cholériques traités de la même manière. Cela ne doit pas étonner, car il était déjà dans de mauvaises conditions quand il a été atteint par le choléra. J'ai l'intime conviction qu'il eût succombé, comme les cinq autres malades primitivement atteints de suette, si le traitement exclusif par l'eau froide ne lui avait pas été appliqué.

Observation III. — La femme Delafontaine, âgée de trente-six ans, d'un tempérament lymphatico-sanguin, rarement malade, n'ayant pas été saignée depuis fort longtemps, nourrice, a commencé à éprouver du dévoiement sans douleur dans le courant de la journée du 30 juin. Dans la nuit du 30 juin au 1er juillet, les garde-robes devinrent plus fréquentes et se compliquèrent de vomissements qui, à la vérité, n'éclatèrent que lorsque la malade eut avalé quelques cuillerées de la potion anticholérique de Raspail. On lui donnait aussi du thé au rhum pour calmer sa soif, et on frictionnait les membres inférieurs avec de l'eau sédative pour combattre les crampes. A ma première visite, vers les onze heures du matin, je trouve cette malade dans l'état suivant : altération profonde des traits du visage, le bout du nez est froid et violacé, la langue est glacée et sèche ; les côtés de la poitrine et les membres inférieurs sont cyanosés, et ces derniers sont le siége de crampes très-douloureuses; le pouls est petit et fréquent; douleur atroce à l'épigastre; la sécrétion laiteuse est arrêtée, ainsi que les urines; enfin la soif est des plus impérieuses.

Je supprime le traitement sus-mentionné, et je le remplace par l'eau froide, que la malade boit avec avidité, et en même temps avec un certain plaisir, m'a-t-elle dit depuis.

A neuf heures du soir, je constate que les vomissements n'existent plus, et qu'ils ont même cessé à partir du moment où elle a commencé à boire de l'eau froide; que les selles ont beaucoup perdu de leur fréquence, que le pouls se relève, et que la chaleur commence à se porter à la périphérie du corps; que le facies est moins altéré, que la cyanose est aussi moins prononcée; que les crampes existent encore, mais à un moindre degré d'intensité; que la soif est considérablement moins vive. Il faut ajouter aussi que dix litres d'eau ont concouru à ce résultat.

Le 2 juillet, à huit heures du matin, la réaction est complète; les urines reparaissent dans la nuit du 2 au 3; quant à la sécrétion laiteuse, je ne remarque aucune turgescence de ce côté.

Les 3 et 4, la malade ne ressent autre chose que de la faiblesse. Après les bouillons froids, qui sont devenus insuffisants pour l'appétit de la malade, j'ajoute des potages, puis quelques viandes rôties, qui sont on ne peut mieux supportées.

Le 5 juillet, le lait commence à la gêner un peu.

Il ne m'a pas été possible de savoir si le rétablissement de la sécrétion laiteuse s'est effectué en même temps que celle des urines ; l'analogie porterait à le croire. Quant à la femme Delafontaine, elle ne s'en est aperçue que lorsqu'elle a ressenti de la tension aux seins. Du reste, l'allaitement a été repris ce même jour, sans que l'enfant ait éprouvé plus tard le moindre dérangement dans sa santé.

Réflexions. Si le choléra est par lui-même une maladie déjà fort grave dans l'état ordinaire, chez les femmes pendant l'allaitement, il doit encore offrir de plus grands dangers en raison de la suspension brusque de cette sécrétion. Pourtant, chez la femme Delafontaine, nous n'avons eu rien de fâcheux à signaler ; mais aussi n'est-ce pas à cette simple médication qu'il faut rapporter ces heureux résultats ? car, à l'aide de cette méthode de traitement, la réaction se fait sans secousse et ne ressemble aucunement à celle qui s'obtient, d'ailleurs avec tant de peine, par les autres traitements, suivis si souvent de complications mortelles, comme je l'ai constaté tant de fois.

OBSERVATION IV.—Marie Parent, âgée de soixante-quatorze ans, tempérament bilioso-sanguin, rarement malade, n'avait pas été saignée depuis plusieurs années, lorsque le 6 juillet, étant occupée à glaner, elle fut obligée d'aller plusieurs fois à la selle, sans toutefois éprouver aucune douleur de ventre ; aussi ne s'en tourmenta-t-elle pas. Le soir,

elle mangea autant que d'habitude, se coucha ensuite ; mais, à peine au lit, il lui fallut se lever pour
aller à la garde-robe. Dès ce moment, les évacuations alvines devinrent abondantes et fréquentes, et
s'accompagnèrent de vomissements composés seulement des aliments qu'elle avait pris le soir. Enfin,
sentant ses forces diminuer, à mesure qu'elle
rendait des garde-robes, elle fut obligée de laisser
aller sous elle, ne pouvant, à cette heure, recevoir
aucun secours, car elle demeure toute seule dans
une petite maison au fond d'une cour, et elle était
trop faible pour pouvoir aller se recommander à
quelque voisin.

Le lendemain au matin, vers dix heures, je la
vis dans l'état suivant : la face était profondément
altérée, on eût dit qu'elle était malade depuis
longtemps. Elle pouvait à peine se faire entendre,
tant sa voix était faible et voilée ; la langue était
couleur bleue foncée et froide, l'air expiré était
aussi très-froid ; elle était étendue sur le dos et ne
pouvait rester ni sur le côté droit ni sur le côté
gauche. La peau était visqueuse et froide ; les membres cyanosés, ainsi que quelques parties du tronc.
Les crampes lui arrachaient par intervalle quelques
cris sourds ; elle était dévorée d'une soif ardente,
et par malheur, il n'y avait pas un seul verre
d'eau chez elle. Elle ressentait aussi une douleur
brûlante au creux de l'estomac, et le pouls était
petit et fréquent ; les battements de cœur très-forts;
enfin intégrité des facultés intellectuelles.

Une voisine, sur mon invitation, étant allée puiser de l'eau, j'en administre moi-même un verre entier à la malade, qu'elle boit avec avidité et qui n'est pas rejeté après quelques minutes d'attente. La soif est si grande, qu'il faudrait lui donner sans cesse à boire; mais, l'expérience m'ayant appris déjà que l'on pouvait largement satisfaire ce besoin chez les cholériques, j'engage moi-même la personne qui est auprès d'elle à lui donner de l'eau aussi souvent qu'elle en demanderait.

Le soir, vers six heures, je trouve l'état de ma malade des plus satisfaisants. D'abord il n'y a pas eu de vomissements depuis qu'elle boit de l'eau, et cette cessation du vomissement n'a jamais fait défaut chez tous les cholériques que j'ai traités par ce moyen. Les selles sont devenues moins fréquentes, la température de la peau a acquis aussi de l'élévation; le pouls me parait plus fort, et la soif moins vive; enfin les traits du visage sont moins décomposés qu'ils ne l'étaient au matin.

Le 8 juillet, à neuf heures de la matinée, la réaction est complète, sauf quelques traces de cyanose sur le tronc et les membres inférieurs, et qui ont persisté jusqu'au 9; ce jour-là, il y a eu émission d'urine pour la première fois. Depuis la veille, la veuve Parent boit du bouillon froid et de l'eau vineuse.

Les 10, 11 et 12 juillet, le mieux s'est continué; et Marie Parent, quoique faible encore, ne ressent aucun mal; les aliments ont été augmentés graduellement et sont on ne peut mieux supportés.

Réflexions. J'ai tenu à citer cette observation, qui a pour sujet un personne âgée ; car on sait que si le choléra épargne peu les adultes, il est en quelque sorte presque toujours mortel chez les personnes qui ont dépassé soixante ans. Malgré cela, nous voyons cette vieille femme, après être restée une nuit sans secours, se rétablir encore assez vite sous l'influence de ce seul traitement, qui n'a pas exigé moins de 15 litres d'eau. Il est encore digne de remarque que ce n'est qu'à partir de la découverte de ce traitement que je suis parvenu à sauver des vieillards. Auparavant je les perdais tous sans exception ; sur cinq morts, il y avait deux vieillards de soixante à quatre-vingts ans.

OBSERVATION V. — Bouraine (François), âgé de cinquante-quatre ans, manouvrier, adonné à l'ivrognerie, tempérament bilieux, presque jamais malade, partant n'ayant point subi de perte de sang récente ; atteint de diarrhée blanche depuis le 23 juin jusqu'au 25, époque à laquelle il a été pris de vomissements, de crampes, et obligé de s'aliter.

Je ne le vois qu'à sept heures du soir dans l'état suivant : décubitus dorsal, face très-altérée, voix éteinte, peau froide et humide, cyanose très-prononcée des extrémités inférieures et du tronc. Les selles, qui étaient d'abord fréquentes et copieuses, sont devenues de plus en plus rares ; au point même

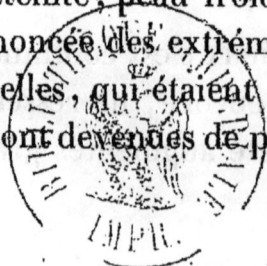

2

qu'il y a trois ou quatre heures, au dire de la garde-malade, qu'il n'a pas évacué par bas. Quant aux vomissements, ils ne contiennent d'autres matières que le cidre, qu'il boit à chaque instant pour combattre la soif dont il est dévoré, et refuse l'eau de menthe, l'eau de groseilles, qu'on a voulu lui faire prendre avant mon arrivée. Le pouls est filiforme et fréquent, la langue ratatinée et bleuâtre, l'haleine froide; mouvements du cœur tumultueux, sensation de brûlure à l'épigastre.

Il me semble arrivé à la dernière extrémité, je ne sais si je dois essayer mon traitement; pourtant je me ravise, et je lui fais boire un demi-verre d'eau très-froide sortant du puits, et qu'il prend sans difficulté, tant sa soif est extrême. Près d'un quart d'heure s'étant écoulé sans envie de vomir, je lui donne de nouveau un second demi-verre d'eau froide, et je me disposais à attendre le résultat de cette seconde ingestion, lorsqu'on accourt me chercher pour visiter d'autres malades. Avant de sortir, j'insiste auprès de la garde-malade pour défendre l'usage du cidre, et recommander l'eau répétée très-souvent, en ayant soin toutefois de ne pas trop surcharger l'estomac.

Je ne le revis que le lendemain, à huit heures du matin. Il avait reçu l'extrême-onction la veille, à neuf heures du soir; le bruit courait même dans Chambly qu'il était mort. Quel ne fut pas mon étonnement, en retrouvant mon malade dans l'état suivant : la chaleur est générale, le pouls fort et régulier ; la voix est encore un peu voilée, mais pourtant on entend assez distinctement les paroles qu'il prononce ; presque plus de soif ; le malade a bu 8 à 10 litres d'eau, au dire de la garde-malade, qui n'osait pas d'abord satisfaire sa soif, mais qui, voyant à la fin les bons effets se produire depuis qu'il boit de l'eau, s'est décidée à lui en donner en plus grande quantité. Plus de chaleur brûlante à la région épigastrique, disparition presque complète de la cyanose ; les urines ne reparaissent toutefois que le soir, vers les cinq heures. Plus de soif.

Le 27 juin, le mieux se soutient, le malade désire prendre quelques aliments. Prescription de bouillons froids et d'eau vineuse légère.

Les 28 et 29, les aliments ont été encore augmentés : car, à partir de ce dernier jour, la guérison peut être considérée comme arrivée à son terme.

Réflexions. Ce cas est surtout remarquable en ce sens que Bouraine était, pour ainsi dire, voué à une mort certaine. Les évacuations alvines avaient cessé, par la raison que les parties les plus fluides du sang étaient à peu près épuisées. Encore quelques heures, et le malade périssait ! Mais quelques verres d'eau froide, répétés à des intervalles plus ou moins rapprochés, venant peu à peu délayer le sang réduit à l'état de caillot épais, par suite de la perte de sa sérosité, avaient rétabli la circulation prête à s'arrêter. Les forces vitales du malade n'étant pas encore tout à fait éteintes, l'absorption, surexcitée par la perte énorme des liquides de l'économie, perte qui se traduit chez les cholériques par cette soif ardente, transmettait avec énergie au sang des matériaux réparateurs que l'eau lui fournissait, et dont l'absence avait troublé toutes les fonctions. D'ailleurs, dans le choléra, la marche étant si rapide, que l'organisme n'a pas encore eu le temps de se détériorer, comme dans certaines maladies de longue durée, les lésions matérielles ou de texture, s'il y en a, ne sont point appréciables. Selon moi, elles ne portent réellement que sur la composition du sang, qui devient dense, se coagule en quelque sorte, non pas comme on l'entend en chimie, mais bien parce qu'il a perdu sa sérosité. D'où il suit que, retrouvant les éléments principaux de cette sérosité dans une eau froide et abondante, la guérison peut être aussi rapide que la maladie a été prompte.

Cette dernière observation répond victorieusement aux allégations dédaigneuses de ceux qui prétendent que «le traitement qui convient à une période de la maladie serait forcément contraire, si ce n'est fatal, à une autre période, et que rien ne peut égaler l'absurdité de la recherche d'un spécifique applicable à une maladie qui présente des phases si diverses.»

Pour tenir un pareil langage, il faudrait au moins que les contradicteurs justifiassent les résultats de leur traitement, qu'ils trouvent si rationnel.

En méditant avec quelque attention les observations qui précèdent, il faudrait, il me semble, plus que de la partialité pour ne pas rapporter exclusivement à l'eau froide, prise avec abondance, l'honneur de la guérison des cholériques soumis à son usage ; car tous les agents thérapeutiques employés avant l'application de mon traitement étaient restés sans résultat chez mes autres malades. D'ailleurs ; s'il est hors de doute que ce soit la sérosité du sang qui est rejetée par les selles, les vomissements et les sueurs, y eût-il jamais un traitement plus rationnel que celui-ci, puisqu'il restitue, et presque à l'instant même, au sang, sa partie liquide, si nécessaire à sa fluidité et au rétablissement de son cours, dont l'interruption constitue, selon moi, toute la maladie. L'eau froide est donc le meilleur agent thérapeutique que l'on puisse opposer à cette grande déperdition séreuse, qui seule, je le répète encore, devient la cause de tous les accidents qui surgissent ensuite, et, sans son puissant et indispensable concours, il me paraît de toute impossibilité de guérir un seul cholérique. Car, je ne crains pas de le dire, tant est grande ma confiance dans la vertu curative de l'eau froide, que c'est à elle seule, quoique souvent mêlée à des substances médicamenteuses ou autres, qui entravaient son action, qu'il faut attribuer les rares guérisons que l'on a obtenues jusqu'ici, quoique l'on ait voulu les rapporter aux nombreux moyens empiriques employés par les médecins de tous les pays contaminés. Qu'on essaie donc de traiter le choléra par tous ces moyens tant vantés, sans donner aux malades des boissons abondantes, quelles qu'elles soient d'ailleurs, et l'on

verra combien ils sont impuissants et le plus sou-
vnt dangereux ; tandis qu'avec de l'eau froide
seule, on pourra arriver à guérir tous les malades
soumis à son usage exclusif, ainsi qu'il résulte de
mes observatious.

Au début de l'épidémie, lorsque je faisais usage
de boissons acides, alcalines, gazeuses, etc. etc., je
remarquais fort bien qu'elles étaient difficilement
supportées par l'estomac, qui pourtant n'est pas
malade dans le choléra, comme on l'a cru à tort.
En effet, les vomissements, qui ne surviennent que
lorsque la maladie est déjà fort avancée, sont une
preuve irrécusable de son intégrité primitive ; il
semblerait même que la nature ait voulu que cet or-
gane, si richement disposé pour concourir à cette im-
portante fonction, l'*absorption*, redoublât encore ici
sa faculté absorbante, afin de remédier le plus promptement possible à cette grande perte de sérosité.

L'expérience m'a appris que les vomissements
sont plutôt entretenus que calmés par l'usage de
toutes ces boissons et potions intempestives ; car
aussitôt que l'eau froide les remplaçait, les vomissements s'arrêtaient sans exception ; et cela est si
vrai, que les médecins qui ont écrit sur ce sujet, en
voyant l'inefficacité des boissons, conseillaient toujours de ne donner que fort peu à boire, afin de ne
pas provoquer davantage les vomissements, qu'ils
rapportaient d'ailleurs à l'altération de l'estomac.

C'est même d'après cette manière de voir qu'on
en vint à faire usage de la glace, qui était alors

mieux supportée, et qui modifiait heureusement les vomissements ; ceux qui la préconisèrent les premiers s'appuyaientsur ce point de pratique, à savoir : que la glace ayant été employée avantageusement dans quelques cas de vomissement spasmodique, on pourrait utiliser son action sédative pour combattre ce symptôme, souvent si opiniâtre dans le choléra. Si la glace n'a pas eu plus de succès dans le traitement de cette maladie, cela tient à ce qu'elle n'était employée que comme adjuvant des nombreux remèdes préconisés contre le choléra ; quoique tous les médecins aient reconnu ses bons effets dans son concours à la réaction, elle n'a été administrée toutefois que d'une manière empirique, car on est loin de s'être rendu un compte exact de son mode d'action, qui, dans cette circonstance, n'a rien ou presque rien à revendiquer de sa vertu sédative. En effet, le médecin qui aurait reconnu que c'était en redevenant eau dans l'estomac et en passant sous cet état dans les vaisseaux pour fluidifier le sang, et par suite rétablir son cours, qu'elle concourait à la réaction, ce médecin, dis-je, serait arrivé, comme moi, à la découverte du véritable traitement du choléra, c'est-à-dire l'emploi exclusif de l'eau froide. D'ailleurs encore, la glace a, selon moi, deux grands inconvénients : le premier, c'est la difficulté de s'en procurer une assez grande quantité lorsque les malades sont nombreux ; le second, c'est qu'elle ne donne pas dans un temps assez court des doses suffisantes d'eau pour suppléer rapidement aux pertes de la sérosité du sang; et en dernier résultat, comme elle n'agit qu'après s'être transformée en eau, elle ne saurait avoir aucun avantage sur cette dernière, qui est répandue partout avec profusion et sous la main de tout le monde. Sans doute qu'il faut attacher une grande importance à la température de l'eau à l'état de glace, administrée à l'intérieur, parce qu'en se liquéfiant, elle s'empare de l'excès de chaleur concentrée en quelque sorte dans l'estomac, et dont le concours est si nécessaire pour le rétablissement et l'entretien de la circulation dans les capillaires, en même temps qu'elle procure une certaine sensation de bien-être aux cholériques; mais, comme ces derniers ne peuvent avaler qu'un petit morceau de glace à chaque prise, un verre d'eau bien froide complète surabondamment cette qualité précieuse que je reconnais à la glace (1).

Prophylaxie du choléra-morbus.

Dans les cinq observations que j'ai citées au commencement de ce travail, j'ai eu soin de noter qu'il n'y a pas de perte de sang récente chez les personnes qui en font le sujet. En lisant un grand nombre d'écrits sur le choléra, j'avais été frappé du peu d'efficacité de la saignée, conseillée par quelques médecins dans le traitement de cette maladie,

---

(1) On peut encore, pour rendre l'eau plus froide, y ajouter quelques morceaux de glace.

et surtout quand je réfléchissais au rôle si puissant qu'y joue le système circulatoire par la perte de la lymphe, qui, dans mon opinion, comme je l'ai déjà dit, constitue la maladie tout entière.

Ayant d'ailleurs observé que parmi mes cholériques, dont le nombre s'élevait à 100, aucun d'eux n'avait jamais été saigné, ou bien que la saignée remontait à plusieurs mois, et que toutes les personnes qui avaient été soumises aux évacuations sanguines pour affections diverses, avant l'invasion de l'épidémie, avaient joui d'une immunité entière, je fus conduit à admettre que la *saignée préalable* pourrait bien être un préservatif du choléra, comme la vaccine est celui de la variole.

Voici les données sur lesquelles je m'appuie pour expliquer cette immunité : le miasme cholérique, comme je l'ai dit plus haut, gazeux de sa nature, déjà mêlé à la vapeur d'eau de l'air atmosphérique et à cet air lui-même, trouve un organisme dans lequel précisément l'eau du sang a subi une augmentation dans sa quantité par suite de la saignée. On sait en effet qu'après les soustractions sanguines, la lymphe se répare promptement, que le cruor, au contraire, exige un laps de temps plus ou moins long à se reconstituer, suivant les tempéraments, le genre de vie, l'âge, etc. Il en résulte donc que ce miasme peut se mêler imparfaitement à la sérosité, sans troubler sa combinaison avec le caillot, qui a une affinité, qu'on me passe cette expression, d'autant moins intime avec la sérosité, que celle-ci est plus abondante. D'ailleurs l'expérience ne nous apprend-elle pas, tous les jours, que cette séparation est d'autant moins prompte et moins facile dans le vase où l'on a reçu le sang, que ce dernier est aussi moins riche en parties solides ; dès lors , la nature médicatrice aidant , ou cette force mystérieuse qui veille sans cesse à ce que l'organisme se débarrasse de tous les agents nuisibles à son harmonie, jointe à la rapidité et à la facilité plus grande de la circulation, ce miasme peut en être expulsé sans troubles appréciables de la part de la personne nouvellement soumise aux évacuations sanguines.

Si cette explication ne paraît pas suffisante à tout le monde, il me semble que les 385 cas que j'ai rassemblés dans le tableau ci-dessous peuvent, par leur nombre, revêtir ce caractère de vérité brutale que Pascal reconnaît aux faits.

Car, avant d'informer l'Académie de ma découverte, je voulus savoir par moi-même jusqu'à quel point elle pouvait être fondée. Je m'adressai donc à quelques praticiens des environs de Chambly, pour les prier de s'assurer si , parmi leurs cholériques, il s'en trouvait chez lesquels la saignée était récente ; quoiqu'il n'y ait qu'un petit nombre qui m'ait fait l'honneur de me répondre, je réunis aujourd'hui 385 cas de choléra, parmi lesquels la saignée ne se rencontre qu'une seule fois, et encore l'époque est-elle mal précisée et assez éloignée, puisqu'elle date de plus d'un mois.

Voici d'ailleurs ces 385 cas, avec le nom des médecins qui les ont fournis et celui des localités d'où ils émanent, que j'ai réunis dans le tableau suivant :

NOM DES MÉDECINS.	NOM DES LOCALITÉS.	CHOLÉRIQUES dont la saignée remonte à plusieurs mois (4 mois au moins).	CHOLÉRIQUES dont la saignée est récente (1 mois au moins).
MM. JORRAND.	Méru (Oise).	14	»
O'DALI.	Neuilly-en-Thelle (id.).	16	»
LEGRAND.	Cires (id.).	12	»
TOURRETTE.	Chambly (id.).	100	»
PEAUCELLIER.	S.-Leu-Lesserent (id.).	111	1
LAMBERT.	Hédouville (S.-et-O.).	25	»
id.	Nesles (id.).	71	»
id.	Vallangoujard (id.).	35	»
	Total. . . .	384	1

Ainsi, sur 385 cas de choléra, on n'en trouve qu'un seul où la saignée soit récente, et encore elle remontait à plus d'un mois avant l'invasion de la maladie, au rapport du D' Peaucellier, de Saint-Leu-Lesserent. Il pourrait, au reste, se faire que ce cas exceptionnel, si l'on veut le regarder comme tel, se soit rencontré chez une personne sanguine, qui a pu recouvrer entièrement, dans cet espace de temps, la quantité de cruor qui avait été enlevée lors de la saignée, et qu'au moment de l'invasion du choléra elle se trouvât dans les mêmes conditions que si elle n'avait jamais subi aucune perte de sang. Malgré cela, je persiste à croire que la saignée préalable est préservatrice du choléra ; mais en même temps que cette faculté qu'elle imprime à l'organisme est d'autant plus certaine qu'elle est plus voisine de l'époque de l'invasion de la maladie.

Enfin, si, parmi les personnes saignées, quelques-unes ne peuvent pas éviter le choléra, puisqu'il n'y a rien d'absolu dans ce monde, cette diminution de la fibrine du sang sur la masse totale ne pourra-t-elle pas rendre la maladie moins terrible? Ne voyons-nous point d'ailleurs le vaccin ne pas préserver toujours de la variole, mais en même temps cette dernière se montrer moins dangereuse chez les individus vaccinés que sur ceux qui ne l'ont jamais été?

La saignée aurait-elle le même succès étant faite à des personnes ne présentant encore aucun symptôme cholérique, pendant que l'épidémie exerce ses ravages sur la population dont elles font partie intégrante? On a prétendu que, dans ces circonstances, les soustractions sanguines exposaient davantage à contracter la maladie. Pendant la durée du choléra à Chambly, je n'ai, à la vérité, pratiqué la saignée que sur onze personnes ; et aucune d'elles n'a eu le choléra, quoiqu'elles se trouvassent plus exposées, par le fait même de la maladie qui avait nécessité ces émissions sanguines, à subir les influences épidémiques. Peut-être qu'ici encore la saignée a été préservatrice.

Plusieurs collègues m'ont aussi assuré qu'ils avaient saigné un grand nombre de personnes pour affections diverses pendant l'épidémie, et qu'aucune d'elles n'avait été atteinte par le fléau.

Je puis encore citer deux personnes atteintes de maladie organique du cœur, qui ont même succombé à cette affection, pendant le plus fort de l'épidémie, sans présenter aucun symptôme du choléra ; je ne doute pas que les saignées qui leur avaient été pratiquées peu de temps avant l'apparition du choléra ne soient la cause de cette immunité.

Du mode de transmission du choléra-morbus.

Quoique le traitement curatif et prophylactique du choléra-morbus soit le but principal de ce travail, placé dans les conditions les plus favorables pour suivre l'invasion et la marche de cette maladie jusque dans ses plus petits détails, j'ai cru devoir y consigner les résultats de mes observations. N'ayant du reste aucun intérêt à adopter plutôt l'une que l'autre des deux opinions qui divisent les médecins, puisque mon traitement peut indifféremment leur être appliqué, j'ai dû me ranger de suite du côté de celle qui m'a paru ressortir de l'évidence des faits.

On a vu, au commencement de cet écrit, que je

considère le choléra comme un empoisonnement du
sang, causé par un miasme *spécifique*, qui pénètre,
par la muqueuse pulmonaire, dans le système circulatoire. Le choléra est donc, d'après ma manière
de voir, une maladie infectieuse, mais avec cette
distinction, qu'elle a besoin, pour se propager, de
l'intervention de la cause générale.

Dans la question relative à son mode de transmission, on n'a pas assez tenu compte de cette
cause ; c'est même pour l'avoir omise, ou du moins
pour ne lui avoir fait jouer qu'un rôle trop secon-
daire, que l'idée de la contagion du choléra a pris
cours chez un grand nombre de médecins. Mais, s'il
est vrai que les maladies réellement contagieuses,
une fois produites, n'ont plus besoin, pour se propager, de l'intervention des causes qui leur ont
donné naissance, il n'en est pas de même, selon
moi, des maladies infectieuses, et en particulier du
choléra-morbus. En effet, pour que le miasme cholérique agisse sur une personne en santé ou malade, il faut qu'elle en ait absorbé une quantité suffisante ; de même qu'il faut inspirer une certaine
quantité d'un gaz délétère quelconque, pour qu'il
provoque une maladie ou la mort. Mais, si ce gaz
quelconque, qui s'exhale de la poitrine ou de toute
autre partie du corps d'une personne actuellement
soumise à son influence, est impuissant à produire
le même effet chez d'autres personnes placées dans
ce milieu qui ne serait pas préalablement vicié par

ce gaz, il doit en être de même du miasme généra-
teur du choléra qui se dégagerait d'une seule personne, si la cause générale ne vient pas à son aide.
Voici un exemple qui prouve ce que je viens d'avan-
cer : Un jeune homme du fond de la Picardie se
rend à Montataire, département de l'Oise, afin d'y
trouver un emploi dans l'usine qui y est établie.
En arrivant, il apprend qu'elle est fermée, à cause
de la violence du choléra sur les ouvriers. Après
s'être reposé deux ou trois jours à Montataire, il se
dirige vers Puiseux, où il a quelques parents. Puiseux est une commune du canton de Neuilly-en-
Thelle, dans le département de l'Oise, située au
nord de Chambly, et à la distance de ce dernier de
6 kilomètres. Ce jeune homme est subitement atteint de dévoiement sur la route, et après être allé
à la selle un grand nombre de fois, il arrive exténué
et mourant chez ses parents. Appelé aussitôt auprès
de lui, je reconnais qu'il est arrivé à la dernière période du choléra ; et il meurt deux ou trois heures
après mon examen. Eh bien ! malgré l'épouvante
que cette mort répandit dans Puiseux, malgré les
rapports que ses parents eurent avec lui, malgré le
temps qui s'écoula jusqu'à son inhumation, et enfin
malgré le degré élevé de la température régnante,
il n'y a pas eu un seul cas de choléra à Puiseux !

Nous n'avions pas non plus autour de Chambly
de cordons sanitaires, ces murs vivants, selon l'expression pittoresque du célèbre Dupuytren, pendant que le choléra y régnait. Les habitants des

communes voisines, épargnées par le choléra (1), venaient à Chambly, les jours de marché et autres; et
pourtant ils ne l'ont pas transmis, quoique quel-
ques-uns en aient été atteints. Et encore je ne saurais
citer que la commune de Belle-Église, distante de
4 kilomètres de Chambly, qui ait présenté deux cas
de choléra, l'un de ces cas dans la commune même,
et l'autre dans un hameau attenant à cette commune, et à 2 kilomètres de distance. Ces personnes
étaient venues plusieurs fois à Chambly pendant
l'épidémie, elles n'ont eu aucune communication
soit entre elles, soit avec des cholériques, et leur
maladie ne date pas non plus de la même époque.

Mais, si le choléra est vraiment contagieux, et
si, une fois produit, il n'a plus besoin de la cause
générale pour sa reproduction, pourquoi la commune de Belle-Église a-t-elle été préservée ainsi
que les personnes qui avaient donné des soins à ces

_____

(1) MM. Ribes et Tschetgrhin pensent que le choléra peut
se développer spontanément dans des lieux précédemment
envahis, et autres que ceux limitrophes des rives du Gange;
mais alors pourquoi n'a-t-il pas envahi les communes des
environs de Chambly, qui ont tant souffert en 1832 de son
apparition? Comment encore expliquer l'intermittence du
choléra pendant un grand nombre d'années dans nos pays;
tandis que dans l'Inde, où personne ne doute qu'il soit originaire, son développement est, pour ainsi dire, annuel?
Il est alors plus vrai, selon moi, d'admettre que c'est de ce
pays seul qu'il nous est apporté par les vents, dont la varia-
bilité, et d'autres causes encore que nous ne pouvons appré-
cier, font que nous n'avons pas cette maladie plus souvent
en Europe.

deux cholériques ? On ne peut pourtant pas mettre
sans cesse en avant la non-prédisposition, car il
serait assez singulier que le hasard plaçât toujours
des personnes non prédisposées autour des cholériques. Reconnaissons plutôt qu'ici encore la cause
générale a fait défaut !

D'ailleurs comment expliquer l'apparition du
choléra à Chambly sans l'intervention de cette
cause? En effet, d'après des recherches les plus
minutieuses, j'ai constaté que les premières personnes atteintes n'avaient eu aucune communication soit entre elles, soit avec des cholériques des
environs, de plus elles n'habitaient pas les mêmes
rues; pourtant elles ont présenté des symptômes de
choléra presque au même instant. Pendant quelques
jours, j'ai pu suivre encore le développement du
choléra et constater l'absence de communication.
Mais plus tard, la maladie ayant pris de l'extension, il ne m'a plus été possible de suivre sa marche
d'une manière aussi exacte qu'à son début. Il est
probable que dans une aussi petite localité que
Chambly, à mesure que le choléra prenait de l'extension, bien des personnes qui ont eu la maladie,
soit au milieu, soit à la fin de l'épidémie, n'ont pas
été sans se trouver en relation avec des cholériques.
On serait alors tenté de rapporter ces cas à la contagion, si l'on faisait abstraction de la cause générale. Citons un exemple : Mme Quénard, âgée de
trente-sept ans, a d'abord eu la suette, puis le choléra, le 19 juin, vers les trois heures du matin, et

a succombé le soir, vers onze heures. Son mari, ses trois enfants, la servante, la garde-malade, n'ont ressenti aucun symptôme de cette maladie. Quant à sa mère, Mme Templier, âgée de soixante et douze ans, qui ne demeurait ni avec elle ni dans la même rue, qui seulement l'avait visitée dans sa maladie, mais qui, à cause de son grand âge, n'avait pu lui donner des soins, elle fut prise de choléra le 22 juin et mourut le 23 courant. Pour beaucoup de médecin, voilà un cas de contagion irrécusable! Mais pourquoi son mari, M. Templier, âgé de soixante et seize ans, son fils, sa bru, sa petite-fille, la servante, la garde-malade, ont-ils été préservés? Sans doute parce qu'ils n'étaient pas prédisposés? me répondra-t-on, Soit! Mais est-ce que la cause générale n'a pas dû agir sur Mme Templier tout ausi bien qu'elle a agi sur Mme Quénard, qui pourtant n'avait eu aucune communication avec des cholériques? Est-ce que dans la rue qu'habitait Mme Templier il n'y avait pas alors trois autres personnes atteintes de choléra, et avec lesquelles cette dame n'avait eu cependant aucun rapport? Est-ce qu'enfin elle n'avait pas non plus depuis deux jours cette diarrhée blanche, symptôme pathognomonique du choléra, qui ne manque jamais, et sans laquelle, dit avec raison M. le Dr Bally, il n'est point de choléra oriental (1). Et quant à ces trois personnes mentionnées plus haut, j'ai acquis la certitude

_____

(1) Les cholériques chez lesquels ce symptôme a manqué ne font qu'exception à la règle générale. D'après mon expli-

qu'elles n'avaient eu préalablement aucune communication avec des individus contaminés. Il me
serait encore facile de citer une foule de ces ana-
logues, qui pourraient passer pour contagieux, si
on laissait de côté la cause générale et cette diarrhée séreuse qui est toute la maladie.

Toutefois, quoique le choléra exige, pour sa pro-
pagation, la présence de la cause générale, et que
sans elle un seul cas de choléra serait incapable de
le reproduire ailleurs, du moins avec le cachet épidémique, je suis porté à penser que plusieurs cholériques réunis dans un même local pourraient com-
muniquer la maladie à quelques personnes em-
ployées autour d'eux, sans que néanmoins elle prît
jamais une grande extension.

On devrait donc, dans les grands centres popu-
leux, en temps de choléra, éviter l'encombrement,
qui, joint à la cause générale, pourrait entretenir
plus longtemps l'épidémie, et suivre en cette circonstance l'exemple des médecins de Londres, qui ont
traité les malades indigents à domicile, sauf les cas
où les locaux ne présenteraient pas les principales
conditions hygiéniques. D'un autre côté, mon traitement, une fois adopté, rendrait encore la tâche
moins pénible, si en France et ailleurs les secours

---

cation sur la théorie du choléra, je suis porté à penser que
ces exceptions ont pu se rencontrer sur des personnes dont
le sang est riche en globules, et l'action exhalante de la peau
très-active, comme cela a lieu dans les pays équatoriaux, où
là précisément ces cas exceptionnels se sont rencontrés plus
souvent que dans nos climats.

étaient donnés au domicile même des individus atteints de choléra.

De ce qui précède, je conclus que le choléra est
une maladie infectieuse, mais qui a besoin, pour se
propager sous la forme épidémique, de l'intervention de la cause générale;

Que le traitement du choléra par l'eau froide
exclusivement est le seul véritable, puisque c'est
au lit du malade que je l'ai essayé et qu'il ne m'a
jamais fait défaut, même dans quelques cas que je
regardais comme désespérés (1);

Qu'il n'a besoin, pour avoir la sanction des praticiens, que d'être expérimenté sur une plus vaste
échelle;

Que la saignée préalable préserve du choléra,
surtout lorsqu'elle est rapprochée de l'époque de
l'invasion de la maladie.

En conséquence, je revendique l'honneur d'avoir
le premier indiqué le traitement rationnel et les
bases logiques de la prophylaxie du choléra-morbus.

Chambly, le 6 décembre 1853.

TOURRETTE.

---

(1) Toutefois je regarde ces dernières guérisons comme
exceptionnelles; car, l'absorption devant toujours conserver
assez d'énergie pour transmettre au sang l'eau ingérée dans
l'estomac, on conçoit facilement que la maladie ne doive pas
avoir encore atteint ses limites extrêmes.

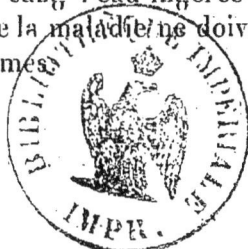